漫话疫苗——
水痘疫苗和带状疱疹疫苗

邵忆楠　李侗曾　编著

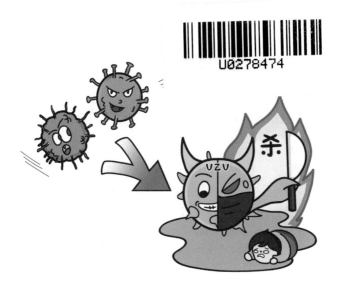

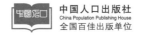

中国人口出版社
China Population Publishing House
全国百佳出版单位

图书在版编目（CIP）数据

漫话疫苗. 水痘疫苗和带状疱疹疫苗 / 邵忆楠，李侗曾编著 . —北京：中国人口出版社，2024.3

ISBN 978-7-5101-9155-8

Ⅰ. ①漫… Ⅱ. ①邵… ②李… Ⅲ. ①水痘–疫苗–预防接种–普及读物 ②带状疱疹–疫苗–预防接种–普及读物 Ⅳ. ① R186–49 ② R373.9–49

中国国家版本馆 CIP 数据核字（2023）第 024689 号

漫话疫苗——水痘疫苗和带状疱疹疫苗

MANHUA YIMIAO —— SHUIDOU YIMIAO HE DAIZHUANGPAOZHEN YIMIAO

邵忆楠　李侗曾　编著

责 任 编 辑	刘继娟　刘梦迪
装 帧 设 计	华兴嘉誉
责 任 印 制	林　鑫　任伟英
出 版 发 行	中国人口出版社
印　　　刷	小森印刷（北京）有限公司
开　　　本	880毫米 ×1230毫米　1/32
印　　　张	3
字　　　数	46 千字
版　　　次	2024 年 3 月第 1 版
印　　　次	2024 年 3 月第 1 次印刷
书　　　号	ISBN 978-7-5101-9155-8
定　　　价	19.80 元

电 子 信 箱	rkcbs@126.com
总编室电话	（010）83519392
发行部电话	（010）83510481
传　　　真	（010）83538190
地　　　址	北京市西城区广安门南街 80 号中加大厦
邮 政 编 码	100054

序 言

疫苗是健康的防火墙。一本关于疫苗的科普书《漫话疫苗——水痘疫苗和带状疱疹疫苗》即将付梓，嘱我写序，深感莫大荣幸。

作为一名医学专业毕业，并且在疾病预防相关研究的同时从事快10年健康科普工作的人员，笔者在日常也会经常温习教科书、阅读科普书，来补充和完善自己的知识结构，探寻和创新更优的科普方式。因此，初读《漫话疫苗——水痘疫苗和带状疱疹疫苗》一书，让我感到既意外又欣喜。这是目前我见到的第一本以漫画形式讲述水痘疫苗和带状疱疹疫苗相关知识的科普图书。书中将卡通漫画形象、呆萌人物演绎、浅显易懂语言融为一体，将原本枯燥的疾病和疫苗知识具象化、画面化，让读者能够轻松阅读、快乐学习，创造了更新颖、适用性更强的健康科普知识传播方式。

这本书短小精悍，但知识密度很高，内容涵盖广泛，以公众健康需求为导向，以预防带状疱疹疾病为出发点和落脚点，囊括了水痘疫苗和带状疱疹疫苗的各方各面，把这个公众关心的健康热点一以贯"通"。现今，获得信息极为容易，但大多数人了解的有关带状疱疹疾病的"知识"多来自网络，抛开真实性、准确性，这些往往还存在片面性。作为一名医学科研工作者，深知网上充斥着大量谣言和错误信息。这本书作为水痘疫苗和带状疱疹疫苗的科普读物，做到了科学为基，普及为本，对于广大读者而言显得尤为珍贵。

本书包括病毒学篇、疾病篇、疫苗篇、常见问题和注意事项等章节，以生动的、明快的、友好的问答形式，向读者详细介绍了水痘 – 带状疱疹病毒的机理、接种疫苗的相关常识，以及接种疫苗后产生不良反应的应对措施等，内容实用，可读性强，可供广大读者朋友们在预防和患病时了解疾病，在疫苗接种时阅读参考，具有极强的指导意义。

本书篇幅并不长，非常适合当下的阅读习惯。即便利用碎片时间阅读，各章节一口气读完也并不辛苦。作为水痘 – 带状疱疹病毒的"通识"读本，它非常合适。

中国疾病预防控制中心

博士，研究员，硕士研究生导师

张宇

2023 年 6 月

目 录

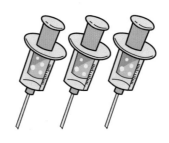

微笑杀手

病毒学篇

疾病篇

疫苗篇

常见问题

注意事项

漫话疫苗——水痘疫苗和带状疱疹疫苗

微笑杀手

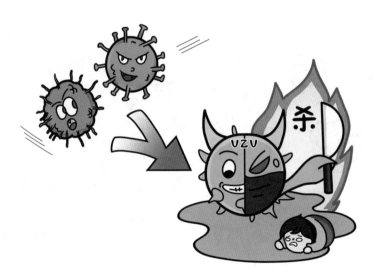

病原体有很多种，有的会引起急性发病，症状严重；有的会导致慢性感染，持续带来痛苦；还有的能够和身体和谐相处，一般不会引起任何症状，但是你能想到有一个病毒具备上述所有的特点吗？

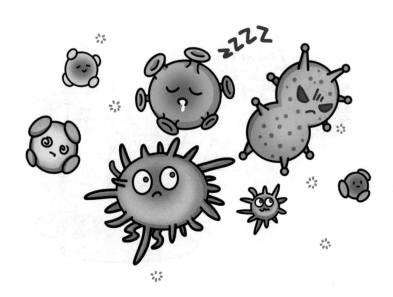

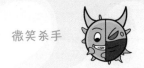

不仅如此，这种病毒还能引起无论症状还是严重程度截然不同的两种疾病，这两种疾病中的轻者能轻到让人们感染这种病毒后不以为意，重者能恐怖到被称为"不死的癌症"！

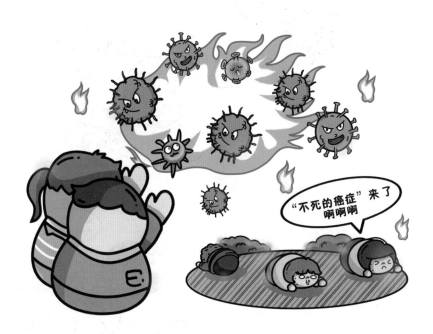

"不死的癌症"来了啊啊啊

这两种疾病分别叫作**水痘**和**带状疱疹**，导致这两种疾病的病原体却合并了这两种疾病的名称，叫作水痘－带状疱疹病毒（VZV），而这种病毒就像一个对你微笑的杀手，前期给你的感觉非常温和，但一有机会就会迅速带来极其严重的伤害！

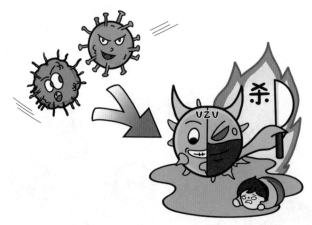

水痘－带状疱疹病毒在历史上是何时出现的已不可考，但在我国古代因为被感染的患者可能长出水疱样的皮疹，水疱中含有液体，故被称为"**水花**"或者"**出水珠**"。从中文的命名方式其实就能看出水痘的危险性并不强，而国外的命名更能说明这一点。

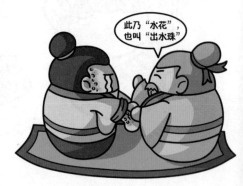

此乃"水花"，也叫"出水珠"

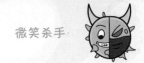

实际上，国外在水痘的命名原因方面说法不一，但每一种都和我国古代的命名方法有点类似——基于疾病本身特点。

第一种说法是从疾病严重性的角度：最初水痘和天花是一种疾病，因为两者都会在皮肤表面出现皮疹甚至留疤，但感染天花病毒后出现的包括斑疹、丘疹、疱疹、脓疱在内的皮肤症状显然比水痘更加严重，且病死率更高，因此曾经的科学家认为水痘只是一种弱化的天花，因此用"Chickenpox"（水痘）和"Smallpox"（天花）将两者区分开来，而在英文中"Chicken"不仅有"鸡"的意思，还有"懦弱"的含义，因此更能体现出水痘症状多么轻微。

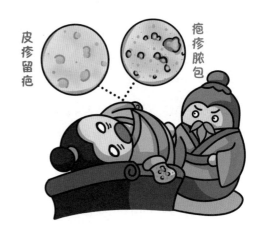

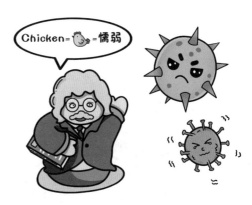

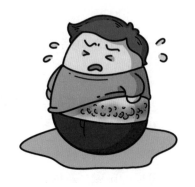

　　第二种说法是从患者的皮损特征角度：这种说法仍与鸡甚至其他鸟类有关，由于罹患水痘之后身上会长出水疱，水疱破溃后出现的皮损就像是被鸡啄了一样，大小和鹰嘴豆（chickpea）类似，故此而得名。

　　第三种说法是和拉丁文词源有关：水痘的英文名不仅有"Chickenpox"，还有另一个名字叫作"Varicella"，两者都代表水痘，但后者被认为与英文的瘙痒、拉丁文疙瘩（varus）的派生词、中世纪的拉丁文天花（variola）有关，也就是基于症状和语言两个方面产生的词。

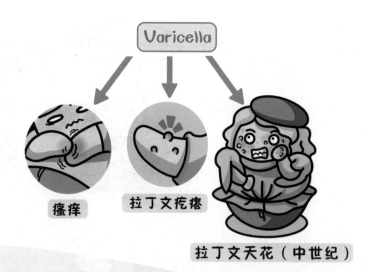

从中外的命名方式或许很容易得到一个结论——**水痘并不危险**。然而我们再看看水痘－带状疱疹病毒引发的另一种疾病——带状疱疹，或许你会改变这个看法。

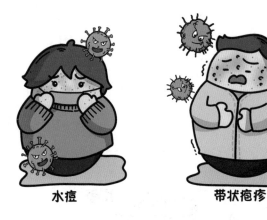

水痘　　　　　　带状疱疹

带状疱疹在我国的名字很多，包括"**缠腰龙**""**生蛇**""**缠腰火丹**""**腰盘疮**"等，仅通过名字中不是龙就是蛇的描述就能感受到疾病的严重性，并且也说明疾病症状主要表现在腰部。

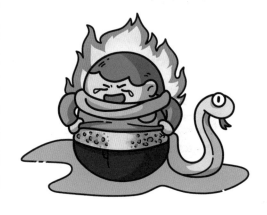

国外在命名时也加入了对疾病进展特点的描述，其中带状疱疹的传统名称"herpes zoster"包括用希腊语的"herpēs"（蠕动）表示病毒潜伏和症状反复，"zōstēr"（腰带）表示发病部位的皮损像腰带一样，而现在所使用的通用名"Shingle"则是来自拉丁语"cingulum"，也是腰带的意思。

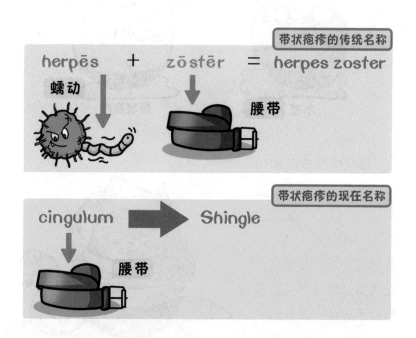

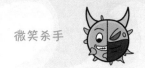

带状疱疹的可怕之处不仅在于命名或者发病后的皮疹特点，更重要的是它的**神经性的疼痛**。有人认为这种疼痛的严重程度比妊娠痛更加剧烈。除疾病本身外，带状疱疹的并发症更加恐怖，**不仅折磨患者的身体，更可能摧残患者的精神**，甚至有人不堪带状疱疹并发症的折磨而选择自杀！

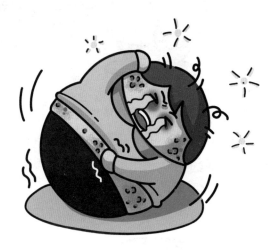

当然，我们通过对比水痘和带状疱疹两种疾病的命名方式以及现阶段的认知，就可以把两者的病原体进行关联，并区分两种疾病，但最初并没有人认为这两种疾病有任何关联——因为疾病症状大相径庭。直到 1888 年，科学家才发现得过水痘的人才会得带状疱疹，故认为二者存在一定的关联；而后在 1943 年，科

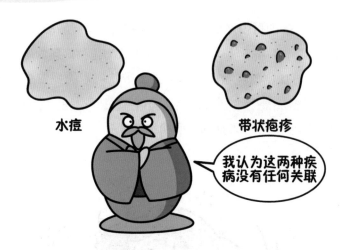

水痘　　　　　　　　带状疱疹

我认为这两种疾病没有任何关联

学家在水痘和带状疱疹患者的疱疹液里发现了相似的病毒；到了 1954 年，美国病毒学家托马斯·韦勒（Thomas Huckle Weller）正式宣布从患者的疱疹液中分离出水痘 – 带状疱疹病毒，从而为未来研究相关疫苗奠定了基础。

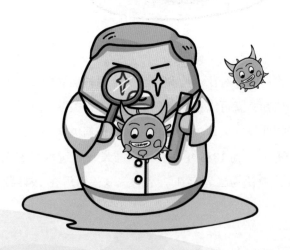

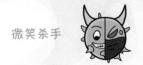

事实也证明，水痘和带状疱疹这两种疾病除了病原体相同外还有一个共同点，即都可以通过接种疫苗来预防。

率先分离出用于制备疫苗的水痘－带状疱疹毒株的人是日本的高桥理明（Michiaki Takahashi）博士，1970年，他从罹患水痘的患儿疱疹液里成功分离出病毒后制备出弱毒株，并用这个患儿的姓氏为毒株命名，即"冈"（Oka）株。1974年，全球首个水痘疫苗就是使用这个毒株制备的，且Oka株至今还在用于全球水痘疫苗和带状疱疹疫苗的制备。

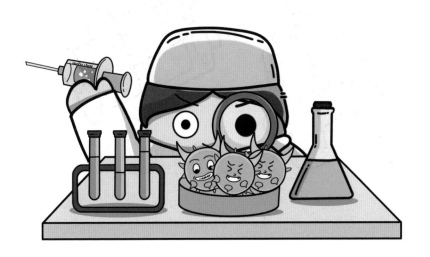

在水痘疫苗上市后的几十年中，科学家也在不断探索带状疱疹疫苗的制备方法。经过不懈努力，全球首个**带状疱疹减毒活疫苗（ZVL）**和**重组带状疱疹疫苗（RZV）**分别于 2006 年和 2017 年获批使用，并陆续登陆多个国家。

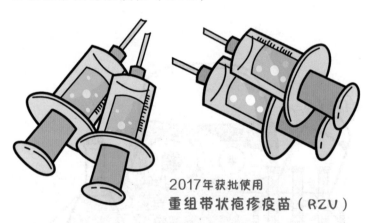

2006年获批使用
带状疱疹减毒活疫苗（ZVL）

2017年获批使用
重组带状疱疹疫苗（RZV）

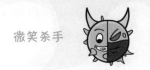

　　2019 年，重组带状疱疹疫苗登陆中国并投入使用，在 2023 年，首个国产带状疱疹减毒活疫苗正式获得批准，从此中国成了全世界第三个能够自主研发和生产带状疱疹疫苗的国家。

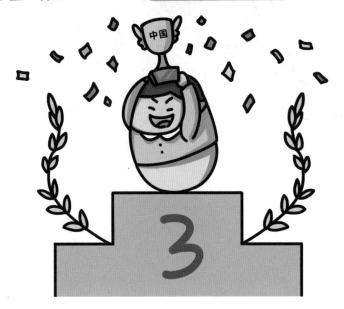

自主研发和生产带状疱疹疫苗的国家

现在，水痘和带状疱疹两种疾病都能够通过接种疫苗进行预防，这两种疾病对人类的威胁也变得越来越小，疫苗也会保护越来越多的人免受它们侵扰！

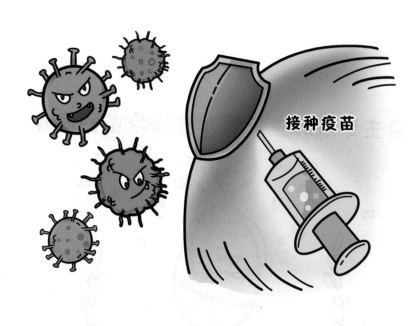

接种疫苗

病毒学篇

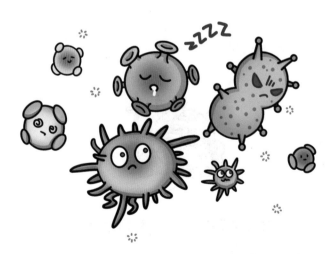

1. 什么是水痘－带状疱疹病毒？

水痘－带状疱疹病毒是一种可以导致包括水痘和带状疱疹两种疾病的病毒。

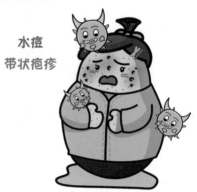

水痘
带状疱疹

这两种疾病前者属于感染病毒后出现的**原发性感染**；后者是在患者感染过病毒后，一部分病毒没有被免疫系统清除，病毒会潜藏在人体内的神经节中，在身体对病毒的抗体降低、免疫抑制，或者在严重疾病、心理因素及创伤后可能出现的**继发性感染**。

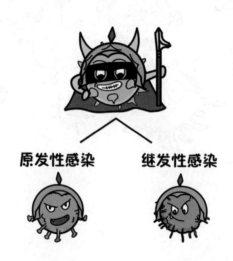

原发性感染　　　　继发性感染

2. 水痘 – 带状疱疹病毒长什么样？

水痘–带状疱疹病毒是一种双链 DNA 病毒，其长相非常"规则"，呈标准的二十面体结构，这种结构由 162 个六聚体和五聚体组成。虽然看上去结构很稳定，但其实生命力并不顽强，既不耐热又不耐酸，在自然环境中仅能存活几个小时。

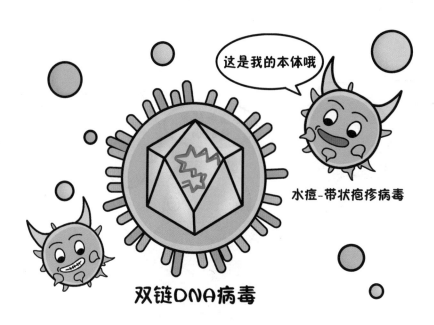

这是我的本体哦

水痘-带状疱疹病毒

双链DNA病毒

3. 水痘－带状疱疹病毒和天花病毒有关系吗？

由于天花和水痘都是在皮肤上出现皮疹，且这些皮疹里都会充满液体，呈水疱状，因此在一段时间内水痘和天花就被混淆到一起描述，认为水痘就是一种弱化的天花。然而从严重性角度而言水痘显然更加轻微。

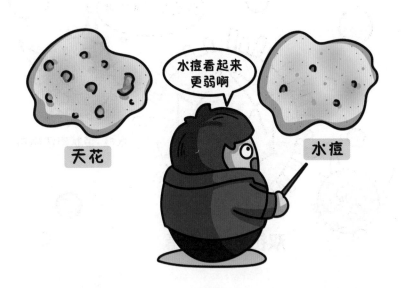

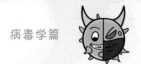

在此背景下，17世纪一位叫理查德·莫顿的英国医生首次记录了"Chickenpox"这个单词，用于描述水痘这种疾病。而在英文中"Chicken"不仅有"鸡""鸡肉"的意思，还有"懦弱"的含义。也就是说，从很久以前开始，水痘就被定义为一种"弱鸡"的天花，但事实上水痘和天花完全是由两种不同的病原体引起的。

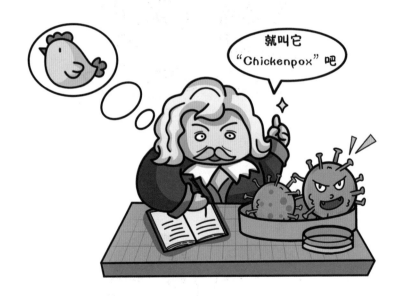

4. 水痘 – 带状疱疹病毒是如何传染的?

一般而言，水痘 – 带状疱疹病毒的传播方式有两种:

（1）**通过呼吸道飞沫传播:** 病毒可以通过有传染性的患者呼吸、咳嗽、打喷嚏或说话时传播给其他人，被感染者吸入了携带病毒的飞沫后，病毒会感染呼吸道，进而引起疾病。

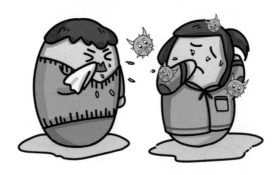

（2）**通过接触传播:** 在水痘或带状疱疹患者出现皮疹后，皮肤表面的水疱中存在大量病毒，当水疱中的病毒因为皮损等被无免疫力的人接触后，也会引起感染。

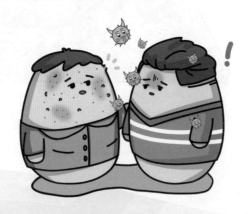

5. 水痘 – 带状疱疹病毒只会感染人类吗?

是的,人类是水痘 – 带状疱疹病毒的唯一宿主,病毒攻击人体的主要目标是体内的 T 淋巴细胞、上皮细胞和神经节。

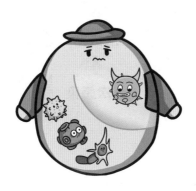

不过有意思的是,还有一种病毒被称为"**猴水痘病毒**"(SVV),这种病毒同样是二十面体结构的双链 DNA 病毒。它能感染很多种灵长类动物,并导致动物出现和人相似的水痘疾病症状,甚至还可能出现重症。

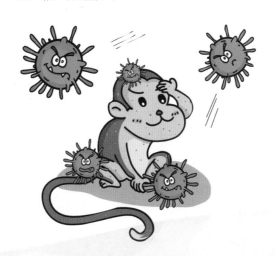

6. 水痘－带状疱疹病毒有什么特点吗？

初次感染该病毒之后并不会被彻底清除，而是进入一个新的**潜伏期**，这一特点是很多疱疹病毒的共性。水痘－带状疱疹病毒的初次感染往往都不严重，但下一次发病就会恐怖得多。

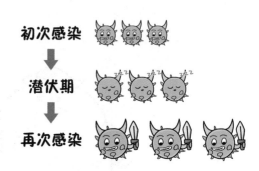

7. 猴痘和水痘是同一种病毒导致的吗？

不是，两者病原体不同。

猴痘（Monkeypox）的名字虽然和水痘（Chickenpox）非常接近，但猴痘的病原体并非水痘－带状疱疹病毒，而是由**猴痘病毒（MPXV）**感染导致。除猴子，人类、一些非人灵长类动物、啮齿类动物都可能会感染和发病，人类感染后症状远比水痘症状严重。

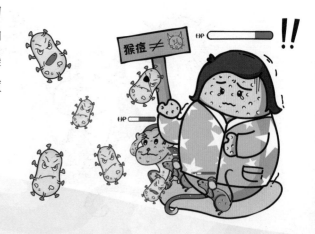

漫话疫苗——水痘疫苗和带状疱疹疫苗

疾病篇

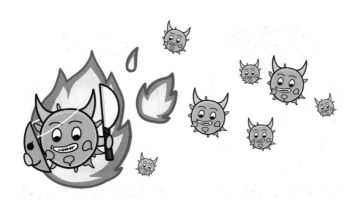

1. 全球每年有多少人会得水痘?

不同阶段的情况不同。在疫苗出现之前,美国每年的水痘发病人数几乎接近出生人数;但在疫苗出现后这种情况得以改善:根据世界卫生组织在 2014 年的估计,全球每年约有 420 万人会得水痘。尽管水痘发病人数在疫苗出现后得以控制,但全球每年仍有约 4200 人因水痘死亡。

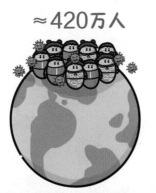

≈420万人

全球每年确诊人数

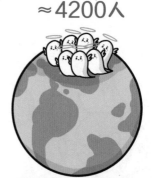

≈4200人

全球每年死亡人数

2. 水痘有哪些症状？

虽然大多数人都知道，得了水痘之后肯定会在皮肤表面长出水疱样的皮疹且瘙痒，但是，成人和儿童感染水痘－带状疱疹病毒后的表现略有不同。

成人的前驱症状更加明显，会出现**恶心、食欲不振、肌肉酸痛和头痛**的情况，之后出现**发热和不适**，以及**口腔溃疡和皮疹**。值得注意的是，口腔溃疡并不少见，而且可能会比外部皮肤出现皮疹更早。这些症状要持续 5 ～ 7 天。

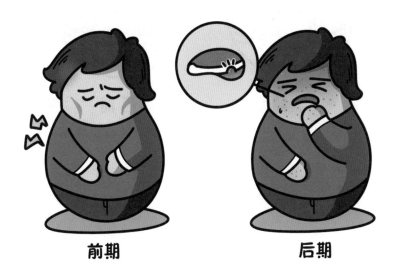

前期　　　　　　　　　后期

儿童相对于成人而言，前驱症状不是很明显，早期可能在口腔内出现皮疹或斑点，而后从头面部和躯干开始出疹，最后其他部位才会出疹，并伴有发热等症状。

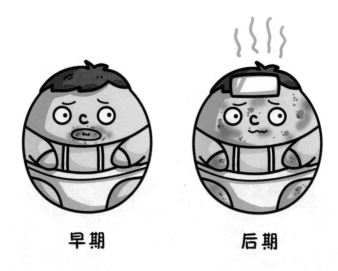

早期　　　　　　后期

　　当身体上出现皮疹后，最典型的感觉就是瘙痒，这种瘙痒甚至可能严重到让人无法入睡。

3. 罹患水痘后会有严重症状吗?

一般来说很安全,但也有特殊情况。 对于免疫系统正常的人,罹患水痘非常安全,在皮疹结痂、皮损消失后就不再有传染性且意味着痊愈。

然而,少部分人尤其是免疫功能低下的人群则可能会出现皮肤感染(包括蜂窝织炎、肌炎、坏死性筋膜炎等)、肺炎、支气管炎、脑炎、肝炎等并发症。

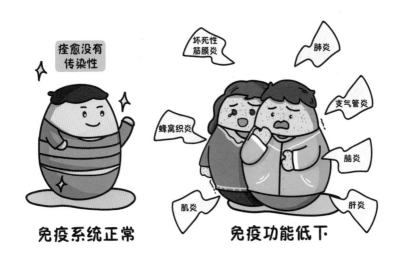

脑炎是水痘最严重的一种并发症，在水痘相关住院病例中占比高达 20%，死亡率约为 10%，并且治疗后也会有部分儿童出现神经系统后遗症。

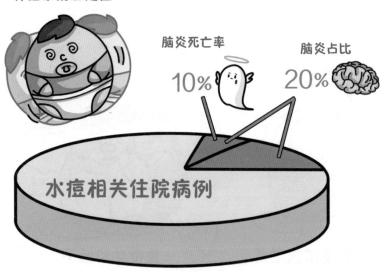

神经系统后遗症

脑炎死亡率 10%

脑炎占比 20%

水痘相关住院病例

4. 只有儿童会得水痘吗?

并非如此。如果一个人没有对水痘 – 带状疱疹病毒的免疫力,无论成人还是儿童,在初次接触到病毒后都有可能被感染并罹患水痘,**成人罹患水痘后可能会比儿童患病更加危险。**

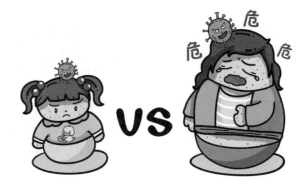

虽然成人和儿童都会得水痘,但好消息是一般得过一次水痘就对这种疾病终身免疫。

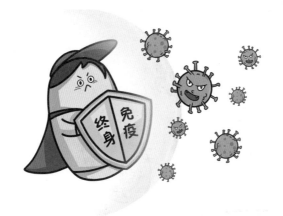

5. 水痘只对儿童有严重威胁吗？

在某些方面，对成人的威胁更大。

对于成人而言，罹患水痘后的一般症状和儿童差异不大，但也有少部分成人会出现脑炎或肺炎等并发症。而水痘性肺炎对于成人的威胁要远大于儿童——这种并发症在儿童中并不

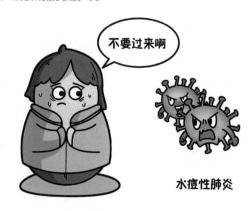

不要过来啊

水痘性肺炎

多见，但在成人中，每 400 个水痘病例就会有一人出现水痘性肺炎，这种肺炎的死亡率高达 10% ～ 30%，甚至在需要机械通气的成人中高达 50%！

不仅如此，水痘 - 带状疱疹病毒感染还会威胁孕期女性和胎儿，以及新生儿的健康。

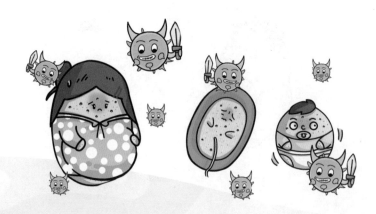

6. 水痘对孕期女性有多大伤害？

孕期感染水痘－带状疱疹病毒虽然未发现会增加流产、早产、胎儿宫内死亡的风险，但在孕期感染水痘－带状疱疹病毒可能会出现一种名为"胎儿水痘综合征"（FVS）的严重情况，并出现胎儿死亡。

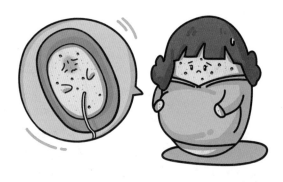

即便是胎儿成功出生，孕期感染水痘－带状疱疹病毒（尤其是孕期头三个月感染）后出生的新生儿还可能出现一种名为"先天性水痘综合征"（CVS）的严重情况。

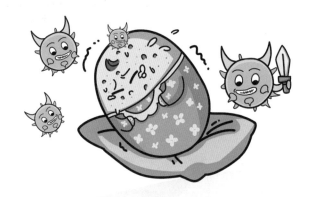

罹患先天性水痘综合征的新生儿可能存在皮肤病变、肢体畸形、头部畸形、眼部病变、自主神经病变（包括神经源性膀胱、肾积水、食管扩张和胃肠道反流）等。约 30% 患有先天性水痘综合征的新生儿会在出生后一个月内死亡，死亡主要是由顽固性胃肠道反流、严重反复吸入性肺炎和呼吸衰竭引起。

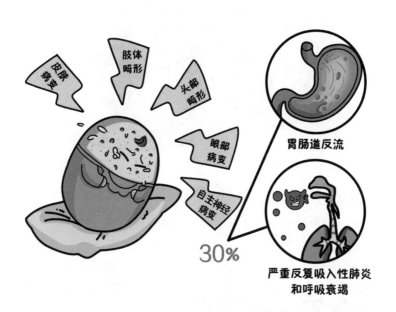

　　因此，孕期女性特别需要预防水痘。

7. 水痘和带状疱疹有什么关系?

水痘和带状疱疹可以说是父与子的关系。带状疱疹是在罹患水痘之后,病毒在三叉神经节或背根神经节中进入一种

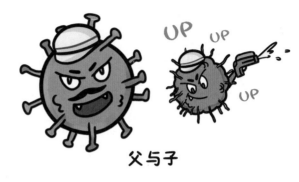

父与子

"休眠"状态,一直低调而又安分地存在于人体当中,不会引起任何疾病。

但一旦体内对水痘－带状疱疹病毒的免疫反应减弱,或者因衰老、进行免疫抑制治疗、心理因素等导致免疫系统出现异常时,这些病毒便有可能摘下和善的面具,对身体造成**二次伤害**,从而引发带状疱疹。

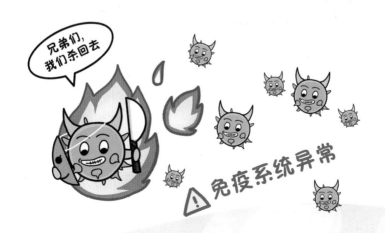

值得注意的是，约有**三分之一**的人在一生中有可能罹患一次带状疱疹。而且带状疱疹并非成人的专属疾病，*得过水痘的儿童*同样也有可能罹患带状疱疹。

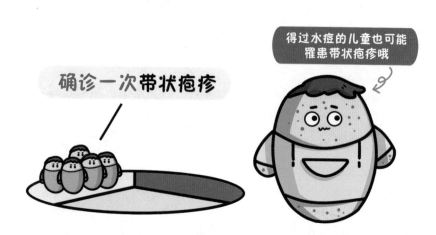

确诊一次带状疱疹

得过水痘的儿童也可能罹患带状疱疹哦

8. 全球每年有多少人得带状疱疹？

很多人曾经感染过水痘－带状疱疹病毒，这些人都会有得带状疱疹的风险。但由于没有统计数据，仅能通过模型来进行估算，结果显示，在 2020 年，全球 50 岁及以上的人群中，大约有 1490 万人罹患带状疱疹。

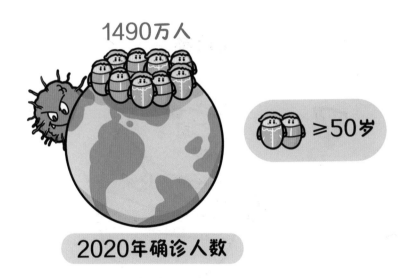

1490万人

≥50岁

2020年确诊人数

9. 患带状疱疹会出现哪些症状?

带状疱疹发病后的症状是分阶段的。

出疹前阶段: 和水痘一样,带状疱疹发病后也会出现皮疹,但在出疹前皮肤会感到一些不适,包括皮肤感觉异常或疼痛、头痛、全身不适、畏光等。

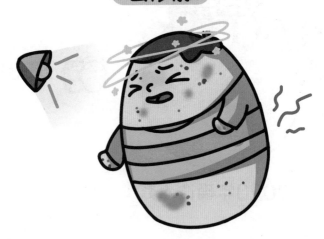

出疹前

出疹阶段：在出现皮疹时，皮肤表面的"小红点"会逐渐成为充满液体的水疱，这些水疱会随着时间推进开始破溃，并且出现结痂。这个过程要持续 2 ~ 4 周，整个阶段都伴随着病变部位疼痛。

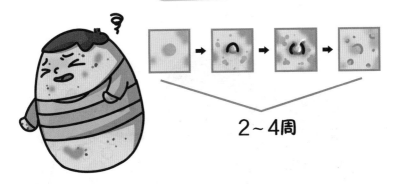

出疹时

2 ~ 4 周

痊愈后

痊愈后：大多数人能够在 4 周内痊愈，但皮损的部位可能会留下一些痕迹，即皮损部分的颜色和周围皮肤略有不同，甚至出现疤痕。

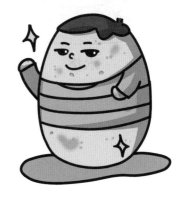

10. 水痘和带状疱疹的症状有什么区别？

两种疾病虽然都会导致皮疹，但症状具有非常大的区别。

出疹部位： 一般来说，水痘的皮疹通常从胸部、背部或面部开始出现；带状疱疹的皮疹则大多从腰部率先出现，因此带状疱疹在国内一些地区又被称为"缠腰龙"。

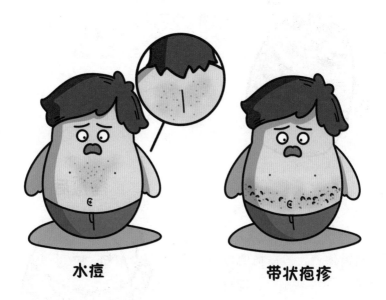

水痘　　　　　　　　带状疱疹

病变感觉：水痘的皮疹一般会引起剧烈瘙痒，甚至痒到无法正常入睡；带状疱疹的皮肤病变部位会出现严重疼痛，甚至痛如刀割、火烧。

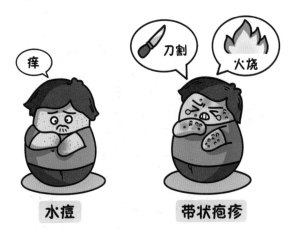

传染性：水痘的传染性极强，二代传染率高达 90%；带状疱疹虽然在出疹期具有很强的传染性，但和水痘相比传染能力很低，因此极少有人被带状疱疹患者传染病毒。

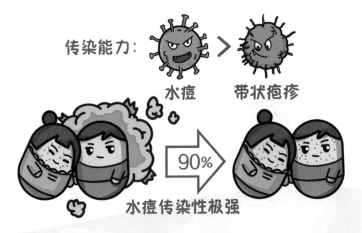

11. 患带状疱疹有多痛?

带状疱疹会带来轻重不一的痛感,但大多数人会形容自己感受到了"灼烧痛""刺痛""酸痛"等不同等级的疼痛症状。

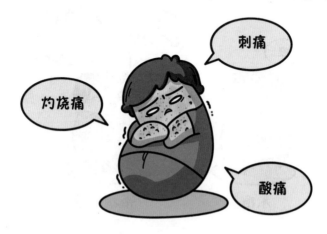

很多人将患带状疱疹的疼痛形容为"11级痛",从而让人误以为只要得了带状疱疹就要面对比分娩痛的疼痛程度(10级)更严重的疼痛,但并没有证据证明这点。

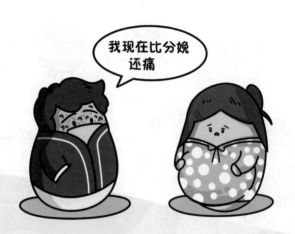

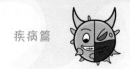

　　尽管患带状疱疹并不一定会像生孩子一样痛，但很麻烦的是，一般的解热镇痛药对带状疱疹的疼痛并没有明显效果，因此，**如果罹患带状疱疹一定要尽早到医院就医。**

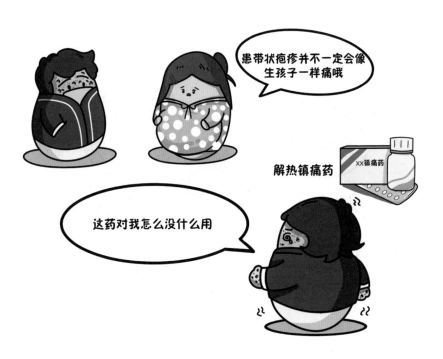

12. 带状疱疹会出现哪些并发症？

大多数人在罹患带状疱疹后都可以痊愈，但也存在一些并发症，包括脑膜炎、面神经麻痹、角膜炎、带状疱疹后遗神经痛（PHN），在这些并发症中，最常见也最恐怖的就是带状疱疹后遗神经痛了。

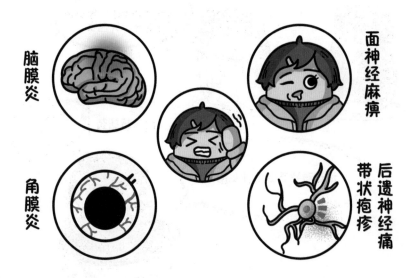

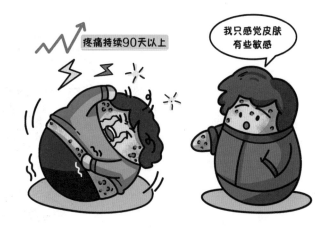

带状疱疹后遗神经痛是由神经损伤所致，大约20%的带状疱疹患者会出现带状疱疹后遗神经痛，这种疼痛指在发病部位的疼痛持续90天以上，并且这些疼痛可能是剧烈的灼痛、刺痛，甚至电击一般的疼痛，也有一些患者疼痛没有那么严重，只是皮肤感觉更加敏感。

带状疱疹后遗神经痛由于其病程长、疼痛明显，因此会导致患者非常痛苦，严重影响生活质量，一些患者甚至因不堪其痛选择自杀。

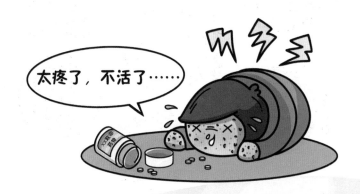

13. 带状疱疹只会得一次吗?

并非如此!

和水痘不同,带状疱疹并非得过一次就"一劳永逸",大约 6.4% 的患者会复发。

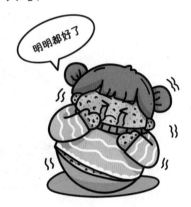

和带状疱疹复发相关的高危因素包括高龄、女性、疼痛持续时间(≥ 30 天)、血液肿瘤、自身免疫性疾病、血脂异常、高血压。

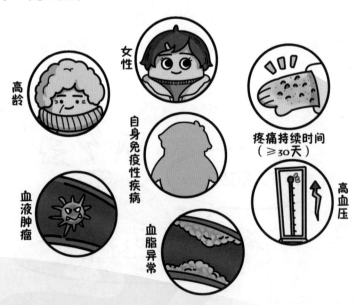

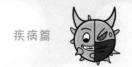

14. 阿昔洛韦可以预防水痘或带状疱疹吗？

没有预防作用，且治疗方面也存在局限性。

阿昔洛韦是一种针对水痘－带状疱疹病毒和其他一些疱疹病毒感染均有效的抗病毒药物，但这种药物具有两个特点：

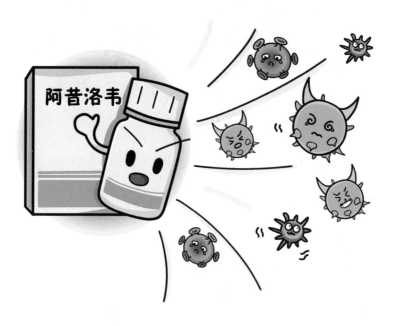

（1）用于治疗水痘只能缩短一天病程，但不能降低并发症风险。

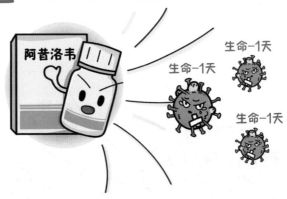

（2）在标准方案中可以用来治疗带状疱疹，但并不能降低带状疱疹后遗神经痛的发生。

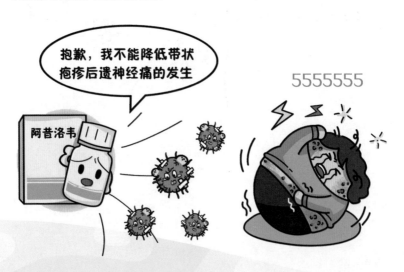

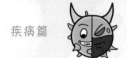

因此，如果想要预防水痘和带状疱疹这两种疾病，最好且最有效的方式就是**接种疫苗**。

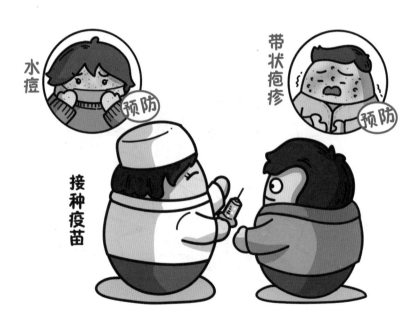

冷知识

虽然带状疱疹这个名字让人听到后第一反应就是身上出现皮疹，但曾经也有一个例外，一名患者全身都没有出现皮疹，除此之外具有所有带状疱疹的症状，最终这名患者也被确诊为带状疱疹，但由于他身上没有出现皮疹，因此最终将其所患的疾病称为"没有疱疹的带状疱疹"（Zoster sine herpete）。

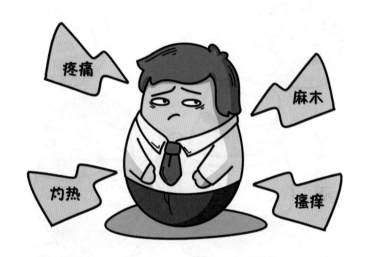

疫苗篇

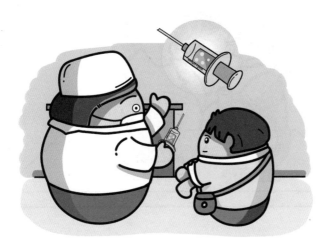

1. 水痘疫苗是什么时候发明和使用的?

日本的**高桥理明**(Michiaki Takahashi)博士于 1970 年从水痘患儿的疱疹液中分离出水痘 – 带状疱疹病毒后,通过在细胞中传代获得了弱毒株,并根据患儿的姓氏命名为 Oka 株(即冈株)。

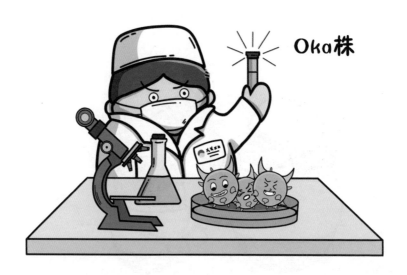

高桥理明博士用这个毒株于 1974 年制备出了最初的水痘减毒活疫苗，并为 23 名儿童进行了接种，发现这种疫苗对健康儿童是安全的，且能够降低儿童水痘发生风险，从此拉开了通过疫苗预防水痘的序幕。

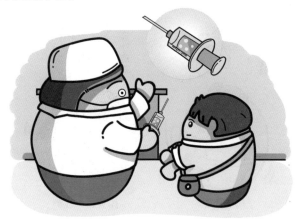

随着时间推移，水痘疫苗的制备方法也进行了相应的升级，但不变的是，直到现在所有的水痘疫苗都是采用 Oka 株制作的，并且都是减毒活疫苗。

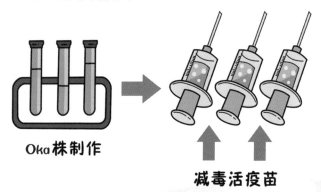

Oka 株制作

减毒活疫苗

2. 水痘疫苗的免疫程序是什么？

世界卫生组织建议，在儿童 1 岁时接种第一针水痘疫苗，在 4 ～ 6 岁时接种第二针水痘疫苗，以获得高水平且持久的保护。

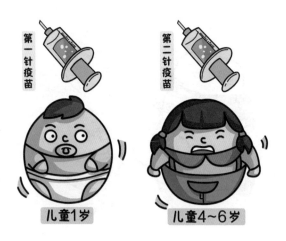

但如果根据疾病防控需要，在 2 ～ 3 岁时接种了第二针水痘疫苗，也无须补种，因为针对水痘 – 带状疱疹病毒的特异性抗体半衰期非常长；如在 7 岁前没有接种第二针水痘疫苗，随后仅需完成第二针接种即可。

水痘疫苗的免疫程序			
	第一针	第二针	备注
专家建议：	1岁	4~6岁	
案例1：	1岁	2~3岁	无须补种
案例2：	1岁	7岁仍未接种	补种即可

成人接种水痘疫苗也需要两针，**间隔至少 3 个月。**

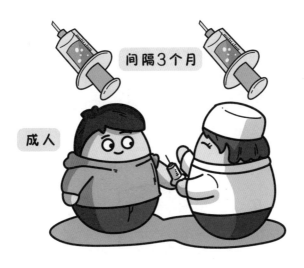

如果得过水痘了，那么就无须接种水痘疫苗了，而是在 40 岁后可以接种带状疱疹疫苗。

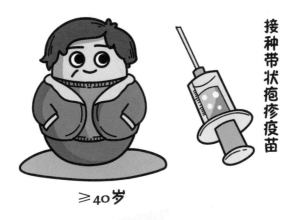

3. 不同品牌的水痘疫苗有什么区别?

由于水痘疫苗的研发和生产工艺已经非常成熟,因此不同疫苗之间除了品牌、价格、生产工艺细节、辅料成分、适用人群年龄和保质期外,最大的差别就是质控过程中的杂质残留,但各种水痘疫苗的质控标准均优于国家的药典标准。因此面对不同品牌的水痘疫苗无须纠结,选择一个自己喜欢的接种即可。

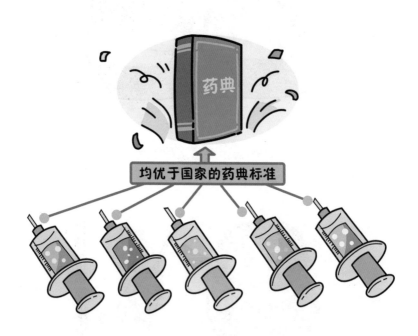

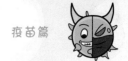

4. 接种水痘疫苗能预防带状疱疹吗？

到目前为止，尚未发现接种水痘疫苗能为受种者降低带状疱疹的发病风险，但在水痘高流行国家通过扩大水痘疫苗的覆盖，可以在一定时间内降低全人群整体的带状疱疹发病率。

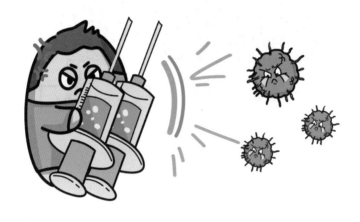

水痘疫苗可以在一定程度内预防带状疱疹

5. 带状疱疹疫苗是什么时候开始使用的?

2006 年, 全球首个带状疱疹疫苗在海外获批使用。这种疫苗和水痘疫苗工艺类似, 采用抗原量更大的 Oka 株制备, 可以说是一种**高浓度水痘疫苗**。

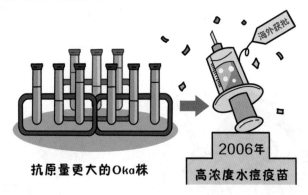

抗原量更大的Oka株

2006年 高浓度水痘疫苗

我国在 2023 年批准了**首个自主研发的带状疱疹减毒活疫苗**, 制备技术和海外减毒活疫苗一致。

2023年获批首个
自主研发的带状疱疹减毒活疫苗

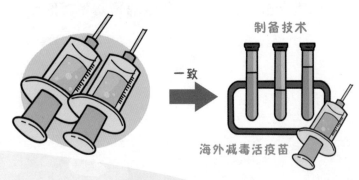

制备技术

一致

海外减毒活疫苗

2017 年，全球首个**重组带状疱疹疫苗**获批上市，并在 2019 年登陆中国。这种疫苗由水痘 – 带状疱疹病毒中一个名为"**糖蛋白 E**"的成分制成，并搭配了基于脂质体的佐剂，不含活的病毒颗粒。

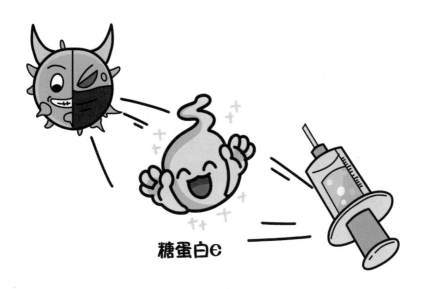

糖蛋白ｅ

6. 不同工艺的带状疱疹疫苗的区别是什么?

目前全球一共有 3 个国家研制的 3 款带状疱疹疫苗已获准使用,具体区别如下:

类别	重组带状疱疹疫苗	带状疱疹减毒活疫苗	
我国批准情况	获批使用	未获批(大陆地区)	获批使用
研制国家	比利时	美国	中国
获批时间	2017 年	2006 年	2023 年
适用年龄	≥ 50 岁	≥ 50 岁	≥ 40 岁
免疫程序	2 剂,间隔 2 ~ 6 个月	1 剂	1 剂

7. 减毒和重组疫苗的安全性和有效性如何?

在安全性方面,无论重组带状疱疹疫苗还是带状疱疹减毒活疫苗都是**安全有效**的,但从理论上考虑,减毒活疫苗可能对**免疫抑制人群或孕期人群**存在风险,因此不给上述人群接种。

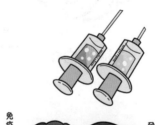

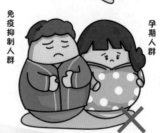

安全有效

有风险
不接种减毒活疫苗

在预防带状疱疹的有效性方面，重组带状疱疹疫苗与带状疱疹减毒活疫苗相比，虽然价格更高且需要接种两针，但对 50 岁及以上各个年龄阶段的保护效力均

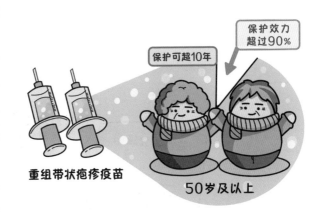

超过 90%，且保护时间可超过 10 年，而最新研究推测保护性抗体可在体内持续超过 20 年；带状疱疹减毒活疫苗的有效性整体为 60% ～ 70%，保护时间相对较短，但在接种 8 年后仍能起到一定保护作用。

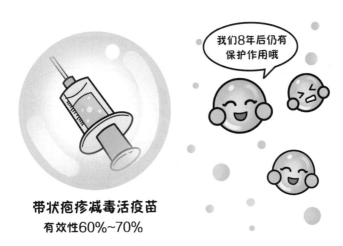

8. 接种带状疱疹疫苗能预防带状疱疹后遗神经痛吗?

和抗病毒药物不同,海外的研究证实**不同工艺的带状疱疹疫苗均能够有效降低带状疱疹后遗神经痛发生的风险。**

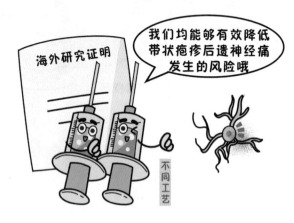

与未接种疫苗的带状疱疹患者相比,重组带状疱疹疫苗可以将带状疱疹后遗神经痛发生的风险降低 90% 以上,而减毒活疫苗对带状疱疹后遗神经痛的有效性低于重组疫苗,但也能超过 60%。

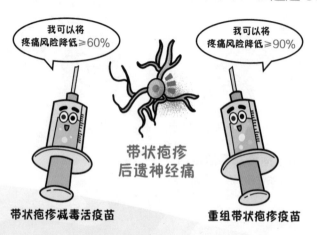

9. 接种过带状疱疹减毒活疫苗还能打重组疫苗吗?

可以的。

虽然带状疱疹减毒活疫苗率先上市并有效降低了受种者的带状疱疹发病风险，但后续随着更加有效且保护效果更持久的重组带状疱疹疫苗获批上市和应用，**部分国家和地区建议优先接种重组带状疱疹疫苗**，即便是既往已经接种过带状疱疹减毒活疫苗。

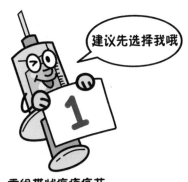

重组带状疱疹疫苗

根据海外的建议，如果接种带状疱疹减毒活疫苗后要接种重组带状疱疹疫苗，那么**至少应间隔 8 周**。

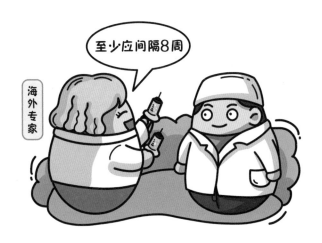

10. 不知道自己是否得过水痘，能接种带状疱疹疫苗吗？

根据海外的建议，如果达到可以接种带状疱疹疫苗的年龄但已通过抗体检测确认既往没有感染过水痘且没有接种过水痘疫苗，那么应该优先接种水痘疫苗。

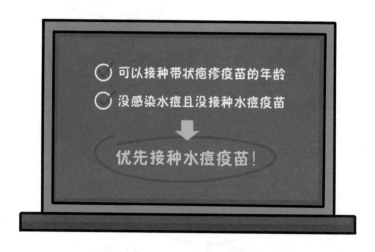

但是如果不确定是否感染过水痘或接种过水痘疫苗，理论上也是可以接种带状疱疹疫苗的，理由如下：

（1）无论是带状疱疹减毒活疫苗还是重组带状疱疹疫苗，二者均诱导的是**针对水痘－带状疱疹病毒的特异性抗体**，这类抗体都能对病毒感染起到保护作用。

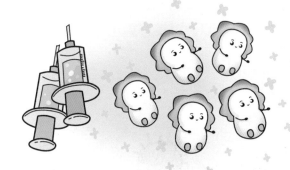

（2）现阶段可以接种带状疱疹疫苗的人群大多数出生在水痘疫苗开始使用之前，在那时几乎所有人都感染过水痘－带状疱疹病毒。

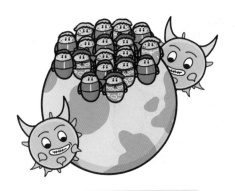

≥50岁人群几乎都感染过
水痘－带状疱疹病毒

11. 得过带状疱疹还需要接种带状疱疹疫苗吗?

由于带状疱疹是可能复发的,因此仍然需要通过接种带状疱疹疫苗降低复发风险。

目前海外建议针对既往已经出现过带状疱疹发病的人群,在健康状况稳定的情况下可以**通过接种重组带状疱疹疫苗来预防带状疱疹复发**。

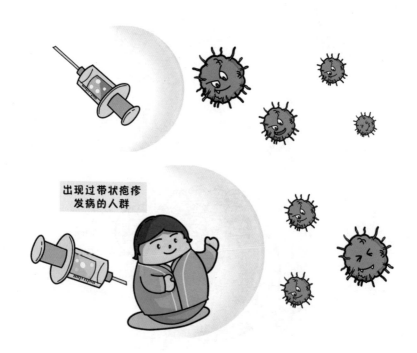

出现过带状疱疹
发病的人群

12. 两种带状疱疹疫苗应该如何选择？

无论是带状疱疹减毒活疫苗还是重组带状疱疹疫苗均是有效的，尽管有人认为重组带状疱疹疫苗有效性更高，从而不考虑带状疱疹减毒活疫苗，但这是不对的。

（1）**依从性：** 重组带状疱疹疫苗要接种 2 针，而带状疱疹减毒活疫苗仅需接种 1 针，相对而言后者更加便捷。

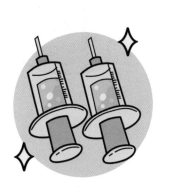

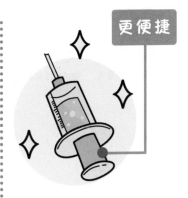

更便捷

重组带状疱疹疫苗
接种 2 针

带状疱疹减毒活疫苗
仅接种 1 针

（2）**经济因素：** 重组带状疱疹疫苗价格要高出带状疱疹减毒活疫苗数倍，从经济负担角度来说后者要更易接受。

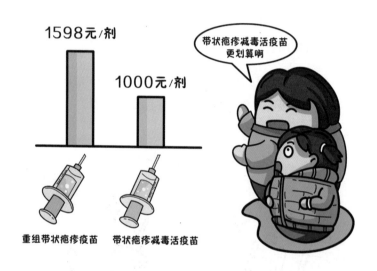

1598元/剂

1000元/剂

带状疱疹减毒活疫苗更划算啊

重组带状疱疹疫苗　　带状疱疹减毒活疫苗

（3）**年龄：** 带状疱疹减毒活疫苗获批年龄是 ≥ 40 岁，重组带状疱疹疫苗获批年龄是 ≥ 50 岁，因此 40 ～ 49 岁人群如果有明确的接种意愿也可以提前接种减毒活疫苗，未来再接种重组带状疱疹疫苗。

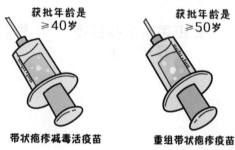

获批年龄是 ≥40岁

获批年龄是 ≥50岁

带状疱疹减毒活疫苗

重组带状疱疹疫苗

40～49岁人群可以提前接种减毒活疫苗

（4）**病史：**针对既往已经得过带状疱疹的人群，带状疱疹
减毒活疫苗无法接种，因此仅能接种重组带状疱疹疫苗。

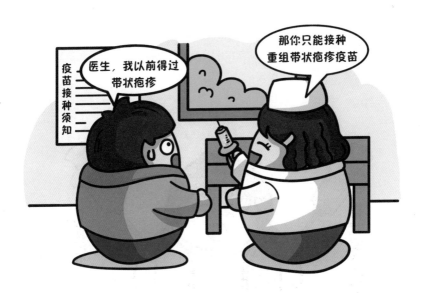

综上，对带状疱疹的疫苗选择要考虑多个维度，选择最适合
受种者的疫苗尽快接种才是最好的选择。

13. 带状疱疹疫苗可以和其他疫苗同时接种吗？

可以的。已有研究结果表明，带状疱疹减毒活疫苗分别和 23 价肺炎球菌疫苗或流感疫苗同时接种是非常安全且有效的；重组带状疱疹疫苗分别和 23 价肺炎球菌疫苗、流感疫苗或百白破疫苗同时接种是安全有效的。

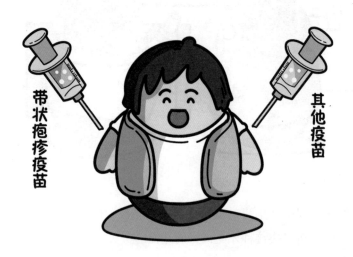

14. 为什么我所在的地区没有疫苗？

由于带状疱疹疫苗在我国获批时间较晚，因此可能由疫苗生产企业产能、分货及当地招标等因素导致当地供应不足，在这种情况下只能耐心等待，能够供应后才能进行接种。

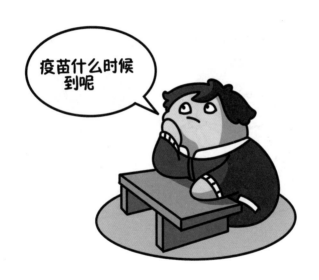

冷知识

带状疱疹并不一定只发生在躯干部位，也可能出现在面部，如眼部或耳部。发生在眼部的带状疱疹被称为"**眼带状疱疹**"，可能出现眼部炎症，甚至导致视力丧失；发生在耳部的带状疱疹名为"**Ramsay Hunt 综合征Ⅱ型**"，严重情况下可能导致听觉丧失。

眼带状疱疹　　　**Ramsay Hunt 综合征Ⅱ型**

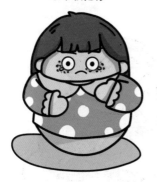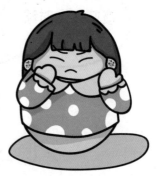

除此之外，带状疱疹也可能发生在**口腔内**，但值得庆幸的是，出现并发症的风险非常小，并且也不会导致味觉丧失。

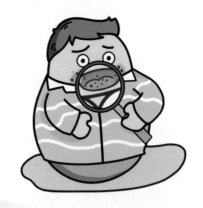

漫话疫苗——水痘疫苗和带状疱疹疫苗

常见问题

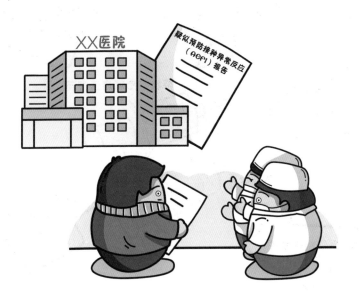

1. 哪些情况是水痘疫苗和带状疱疹疫苗的接种禁忌?

由于**水痘疫苗和带状疱疹减毒活疫苗属于活疫苗**,因此禁忌证包括:**对疫苗中任何成分过敏、发热或慢性疾病急性发作期、因疾病或治疗导致的免疫抑制、孕期女性。**

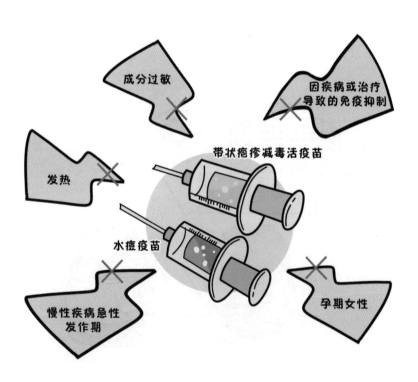

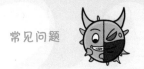

重组带状疱疹疫苗的禁忌证一般仅有对疫苗中任何成分过敏。

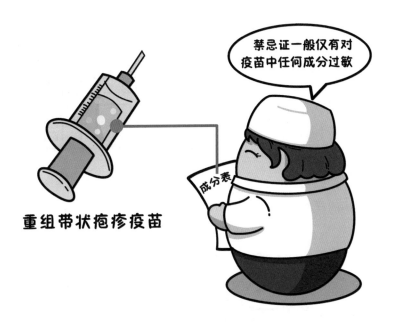

2. 接种水痘疫苗和带状疱疹疫苗有哪些情况需要注意？

任何疫苗的有效性**都不是**100%，且可能出现过敏情况，因此应在正规且能够处理急性过敏的接种单位进行接种；任何疫苗**都不能**提供100%的有效性，因此在接种疫苗后也可能会

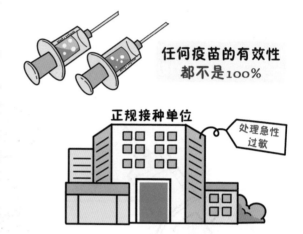

任何疫苗的有效性
都不是100%

正规接种单位

处理急性过敏

得病，但疫苗并不一定无效，如接种水痘疫苗的人在得水痘后整体疾病的严重性要比没接种疫苗的人轻。

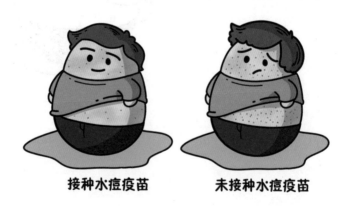

接种水痘疫苗　　　　　未接种水痘疫苗

3. 水痘疫苗和带状疱疹疫苗的不良反应有哪些？

接种水痘疫苗和带状疱疹疫苗后比较常见的不良反应包括：**接种部位疼痛、发热、头痛、过敏反应等**，但总体而言发生后不久都能够自愈，整体安全性均良好。

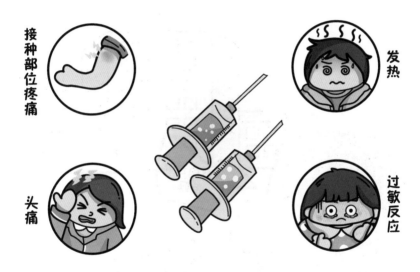

4. 不良反应一般如何处理?

一般来说，不良反应都是轻微且一过性的，如果出现严重的过敏反应或者神经性反应，以及自己不能判断是否严重的情况，此时一定不要擅自处置，应尽快去医院就诊。

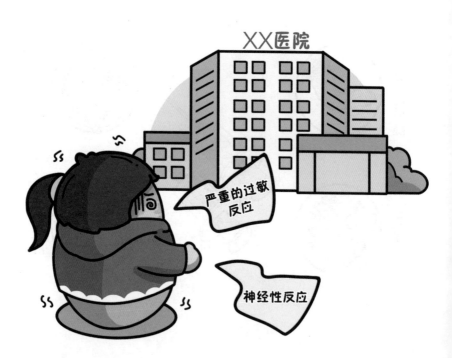

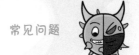

如果情况非常严重且出现了健康损害，那么在就诊后要通知接种单位进行**疑似预防接种异常反应（AEFI）报告**，然后配合接诊单位和当地专家组提供接种和诊疗信息，以便调查严重反应是否由疫苗引起。

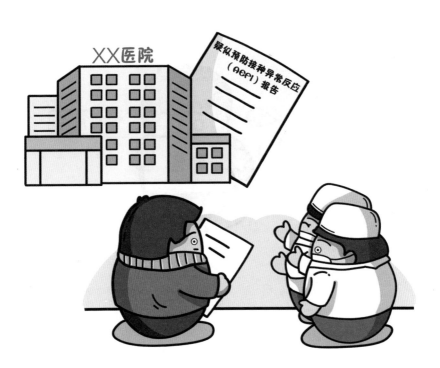

如果无法排除或确定不良反应与疫苗相关，那么就应**启动补偿程序**，针对异常反应进行补偿。

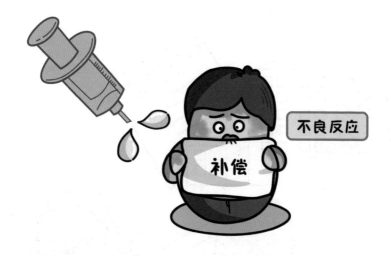

漫话疫苗——水痘疫苗和带状疱疹疫苗

注意事项

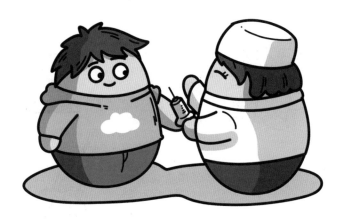

1. 水痘疫苗和带状疱疹疫苗各多少钱一针？

我国批准的**水痘疫苗**均为国产，价格在 100～200 元。

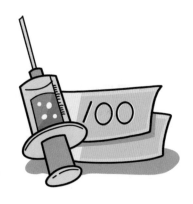

国内批准的**重组带状疱疹疫苗**约为 1598 元 / 剂，全程接种两针；**带状疱疹减毒活疫苗**价格不到 1000 元 / 剂，仅需接种 1 针。

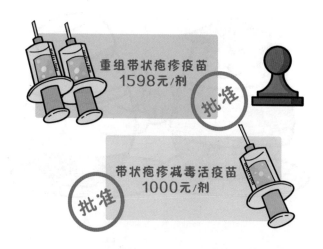

上述价格都不包含接种服务费，根据各地招标情况以及接种服务费标准有所区别，具体以当地情况为准。

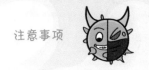

2. 水痘疫苗和带状疱疹疫苗去哪里接种?

水痘疫苗和带状疱疹疫苗与其他大多数疫苗一样,一般前往有接种资质的**社区卫生服务中心、卫生院、民营医院的预防保健科**进行接种,不同地区、不同性质的医院收费

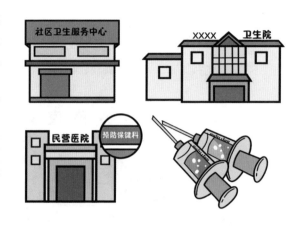

可能略有不同,我国疫苗实施"**零差价**"政策,因此疫苗本身价格和当地招标价格保持一致,各地接种服务费可能略有区别。

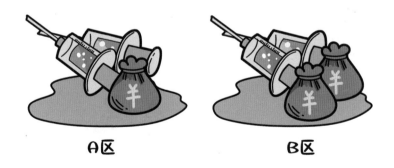

部分民营医院会加收门诊费和体检费,因此总价可能远高于疫苗本身价格。

3. 哪些地方有关于水痘疫苗和带状疱疹疫苗的特殊政策?

水痘疫苗已经被我国包括上海、江苏在内的多地纳入**地方免疫规划**，供儿童免费接种，但成人仍需自费接种水痘疫苗。

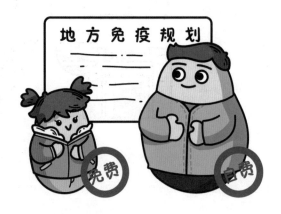

由于目前带状疱疹疫苗**上市时间不久且价格较高**，我国尚无地区把带状疱疹疫苗纳入地方免疫规划当中，各地均需付费接种。

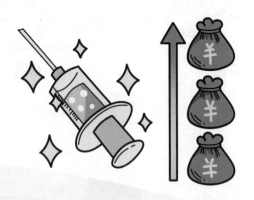

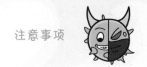

4. 一般在什么时间接种水痘疫苗和带状疱疹疫苗？

水痘疫苗和带状疱疹疫苗可以在**一年四季任何时间**进行接种，并非季节性疫苗产品。需要注意的是，一些门诊会区分**儿童门诊**和**成人门诊**，因此需要根据不同门诊时间到接种单位进行接种。

具体信息可以咨询当地疾病预防控制中心或者接种单位。

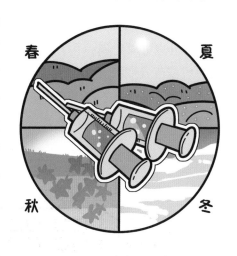

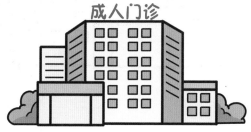

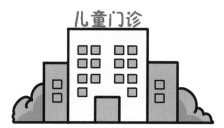

5.如果在海外应该如何接种水痘疫苗或带状疱疹疫苗?

海外也可以到**具有疫苗接种资质**的医院、门诊或者药店进行水痘疫苗或带状疱疹疫苗的接种,但不同地区的应用情况有所不同。如美国已经不再使用带状疱疹减毒活疫苗,因此具体信息需要参考当地的疫苗应用建议。

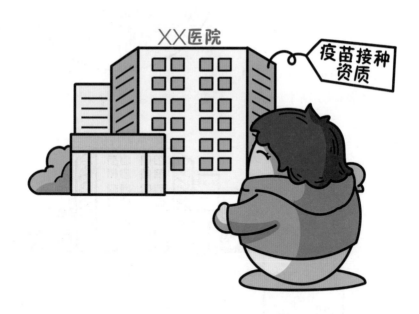

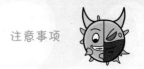

6. 除了接种疫苗外，如何降低水痘或带状疱疹相关疾病风险？

对水痘而言，避免与水痘患者进行接触可以避免感染水痘 – 带状疱疹病毒。因此及时对水痘患者**进行隔离、避免与其接触**可以降低感染风险。

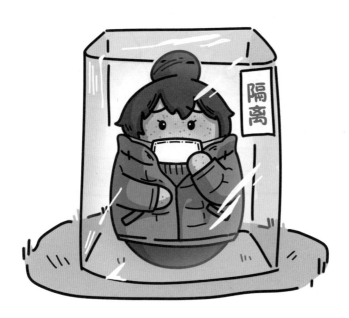

而带状疱疹是由潜藏在神经节内的水痘－带状疱疹病毒再激活引起的，因此一般来说除了**接种疫苗**外，没有其他显著有效的方式进行预防。

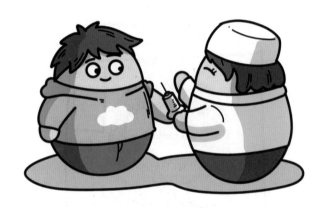